Tc 23
29

AMÉLIORATION

DU

RÉGIME ALIMENTAIRE

DES HOPITAUX,

DES PAUVRES, ET DES GRANDES RÉUNIONS D'HOMMES VIVANT EN COMMUN.

PAR M. D'ARCET,

MEMBRE DE L'ACADÉMIE DES SCIENCES,
DU CONSEIL GÉNÉRAL DES MANUFACTURES, DE LA SOCIÉTÉ CENTRALE
D'AGRICULTURE ET DU CONSEIL DE SALUBRITÉ.

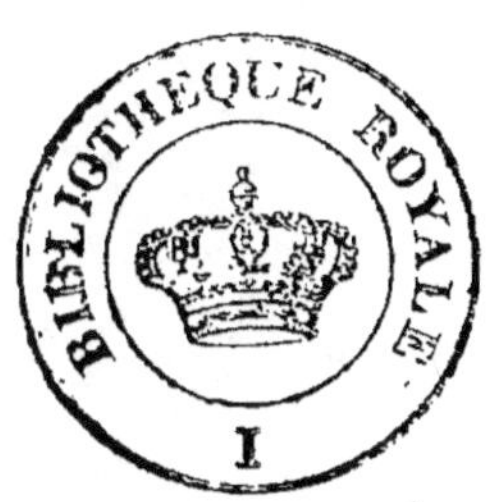

PARIS,

IMPRIMERIE DE H. FOURNIER ET Cᵉ,
RUE SAINT-BENOIT, 7.

1844

En 1789, chaque habitant de Paris consommait 208 grammes
de viande de boucherie par jour; en 1838, il n'avait plus à en
consommer, par jour, que 135 grammes, et, depuis, la quantité
de viande de boucherie que chaque habitant de Paris consomme,
par jour, a toujours été en diminuant de poids et en augmentant
de prix!!

En 1842, les bureaux de bienfaisance de la ville de Paris comp-
taient 70,000 indigents *inscrits* sur leurs listes et environ 15,000
pauvres honteux : il y a, en outre, à Paris un grand nombre de
petits ménages gênés et d'individus n'ayant que des ressources
précaires, et tout ce mal augmente chaque année!!

Dans un état de choses aussi funeste et aussi dangereux, est-il
charitable, est-il prudent de ne pas employer, pour le soulage-
ment des malheureux, toutes les ressources alimentaires dispo-
nibles ?

AMÉLIORATION

DU RÉGIME ALIMENTAIRE

DES HOPITAUX.

En 1814, à l'époque où je commençai à étudier le régime alimentaire des hôpitaux, on faisait le bouillon, pour le service de l'Hôtel-Dieu, comme il suit :

On mettait l'eau dans la chaudière et on allumait le feu dans le fourneau, le soir avant de se coucher.

A trois heures du matin, on trouvait l'eau portée à l'ébullition et on y mettait la viande, les légumes et le sel.

On faisait bouillir à gros bouillons, pour avoir la viande cuite et le bouillon fait à sept ou huit heures du matin.

Plongeant la viande dans l'eau bouillante, l'albumine était coagulée dans les fibres, ce qui rendait le bouilli dur.

Faisant bouillir l'eau à gros bouillons, dans une grande chaudière très-profonde, le principe aromatique de la viande était volatilisé et l'on n'obtenait qu'un mauvais bouillon et que du bouilli dur, délavé et peu savoureux.

Employant trop d'eau dans la préparation du bouillon relativement à la quantité de viande disponible, on ne pouvait encore avoir, par cette cause, qu'un bouillon faible et du mauvais bouilli : à ce sujet j'affirmerai que j'ai vu souvent ce bouilli si sec et si dépourvu de saveur que, pour pouvoir le faire manger aux *convalescents*, on était obligé d'y ajouter des fines herbes, du sel, du poivre et du vinaigre! (1)

(1) Je n'ai cessé de dire et d'imprimer contre cette manière de préparer le bouillon ; j'ai constamment recommandé de faire le bouillon en mettant la viande dans l'eau froide ; et en opérant à basse température, au bain-marie, et dans des *chaudières peu profondes*. J'ai même fait construire un appareil, *à mes frais*, pour apprendre à la compagnie hollandaise à bien faire son bouillon, et c'est à moi que cette compagnie doit de faire économiquement de bons produits et de ne s'être pas ruinée en préparant son bouillon dans des fourneaux de Harel, à marmites en terre et chauffés au charbon de bois, comme elle le faisait *quand elle vint me prier de l'aider de mes conseils.*

Je signale ici, avec plaisir, le grand service que la Compagnie hollandaise rend aux petits ménages, aux célibataires, etc., mais je pense que l'administration des hospices civils de Paris entrerait dans une mauvaise voie si elle se déterminait à confier à cette Compagnie, ou à toute autre, la fourniture du bouillon nécessaire au service de ses établissements : l'administration des hospices civils doit faire le bouillon dont elle a besoin, par elle-même et dans ses hôpitaux, car elle réunit trop d'avantages de position pour ne pas faire le bouillon meilleur et à meilleur marché que qui que ce soit : en l'achetant tout fait, elle s'exposerait, d'ailleurs, infailliblement, aux inconvénients qui ne manqueraient pas de résulter de l'achat au dehors d'un produit aussi

Les choses étaient en cet état et le régime alimentaire des convalescents était, en outre, reconnu trop peu substantiel et insuffisant, quand je proposai à l'administration des hospices civils de Paris d'employer *la gélatine et la graisse* des os de sa viande de boucherie pour améliorer le régime alimentaire de ses établissements : or, il est de fait que, par l'adoption de ce projet, on a pu obtenir, sans augmentation notable de dépense, du bouillon plus riche en matière animale que ne l'était *le bouillon ordinaire des hôpitaux* et qu'il a été, en outre, possible de donner aux convalescents du bon rôti ou de bons ragoûts à la place du mauvais bouilli qui, avant l'emploi de la gélatine, leur était distribué chaque jour de l'année. Tout ce que l'on pourra dire pour infirmer ce résultat viendra toujours échouer devant la raison publique, car l'on sait qu'indépendamment de beaucoup d'autres faits favorables, connus de nombreuses populations, (1) la Faculté de Méde-

---

altérable, aussi facile à frelater et aussi difficile à apprécier *chaque matin*, au moment même de l'emploi, que l'est le bouillon de viande, même quand il a été parfaitement préparé.

(1) Ne sait-on pas, par exemple :

Que la gélatine est employée, en Hollande, dans le régime alimentaire des pauvres, depuis plus de *quarante ans ?*

Qu'en ce moment M. le professeur Bergsma fait distribuer, chaque jour, aux pauvres de la ville d'Utrecht, quinze cents rations d'aliments, animalisés au moyen de la gélatine ?

Que tous les fabricants de conserves alimentaires extraient la gélatine des os et s'en servent pour remplir leurs boîtes, et que

cine n'aurait pas approuvé l'introduction de la gélatine des os dans le régime alimentaire des hôpitaux, si cet emploi n'avait pas été entièrement avantageux. Et qui peut douter que s'il en eût été autrement à l'hôpital Saint-Louis, par exemple, le service médical et l'administration de ce grand établissement eussent toléré qu'on y fît un usage suivi, général et régulier, de la gélatine depuis plus *de 14 années?* Mais je n'ai pas ici l'intention de repousser, comme je n'ai pas cessé de le faire depuis 1814, les attaques incessantes, quoique mal fondées, des opposants. J'admettrai, au contraire, comme eux, que le régime alimentaire des hospices civils, *malgré l'emploi de la gélatine et de la graisse des os ou tel que, jusques ici, j'ai pu l'améliorer*, n'est pas encore assez substantiel et qu'il en faut venir à y apporter les améliorations que réclame surtout l'intérêt des malades reçus dans ces établissements de charité. Or, voici comment je conçois que ces améliorations puissent être réalisées et l'être même sans augmentation notable de dépenses.

les aliments renfermés dans ces boîtes sont cependant à l'usage des classes riches ou aisées de la société ?

Qu'en 1829, le gouvernement a fait fabriquer, pour l'armée d'Afrique, *quatre cent-mille* biscuits, fortement animalisés au moyen de la gélatine ?

Ne sait-on pas, enfin, que les fabriques où l'on prépare la gélatine alimentaire sont toutes en grande prospérité, et que tous les épiciers en gros vendent de la gélatine pour le service des restaurateurs et des cuisines de grandes maisons !

Pour améliorer la cuisine des hôpitaux il faudrait commencer, comme *M. de Belleyme l'a fait avec le plus grand succès à la maison de refuge*, par remplacer les mauvaises cuisinières qu'on emploie ordinairement dans les hospices, par de bons cuisiniers *retirés* des affaires, jouissant d'un petit revenu et qu'on trouverait facilement, sans augmentation de dépenses ; cela fait, on aurait à choisir entre plusieurs partis à prendre (1).

PREMIER PROJET.

1° Faire du bouillon à la viande pure et au moyen de bons appareils, pour les malades à la grande diète.

2° Faire du bouillon à la gélatine, avec le quart

---

(1) J'insiste beaucoup sur la nécessité d'adopter ce parti. J'a toujours vu s'en prendre à l'emploi de la gélatine quand il aurait fallu, pour être juste et conséquent, n'accuser que le mauvais vouloir, la négligence ou l'incapacité des cuisinières ignorantes et routinières : c'est ainsi. qu'à la Charité et à l'Hôtel-Dieu les plaintes contre l'emploi de la gélatine ne se sont fait entendre et *n'ont été écoutées* qu'après 18 mois de plein succès et qu'après que l'emploi de la gélatine y a eu donné lieu à plusieurs rapports favorables. N'est-il pas évident qu'un aliment qui a été trouvé bon pendant 18 mois, est bon par lui-même, et que si, par la suite, il vient à être trouvé mauvais, il ne faut s'en prendre qu'à sa mauvaise préparation, dont le cuisinier seul doit être responsable ? Quand une mauvaise cuisinière fait de mauvais bouillon avec la même viande qui donne du bouillon excellent à la femme de ménage, le maître n'aurait-il pas grand tort de s'en prendre à son boucher ?

de la viande de boucherie, pour les convalescents et les gens de service.

3° Mettre le restant de la viande de boucherie en rôti, ragoûts, etc., pour les convalescents.

4° Faire manger le bouilli par ceux qui en voudraient et surtout par les gens de service et les hommes de peine attachés à chaque hôpital.

5° N'employer que de la dissolution de gélatine *au lieu d'eau*, pour cuire et accommoder tous les légumes ou substances végétales servant à l'alimentation des convalescents et des gens de service.

DEUXIÈME PROJET.

1° Faire du bouillon à la viande pure et au moyen de bons appareils, pour toute la population de l'hôpital.

2° Ne donner que du bouillon à la viande aux grands malades.

3° Donner aux convalescents de la soupe au bouillon de viande, du rôti, des ragoûts et des légumes animalisés avec la dissolution de gélatine.

4° Donner aux hommes de peine de la soupe au bouillon de gélatine, du bouilli et des légumes animalisés avec la dissolution gélatineuse.

5° Vendre au dehors et *au prix coûtant*, le bouilli qu'on aura de trop, soit à une compagnie particulière, soit aux bureaux de bienfaisance, soit à la société philantropique.

TROISIÈME PROJET.

Ici, l'administration des hospices civils rendrait un service immense aux petits ménages, aux pauvres, ainsi qu'à l'administration de la ville de Paris, et elle arriverait à ce noble but; non-seulement sans qu'il lui en coûtât rien, mais en gagnant, *si elle le voulait*, et, surtout en acquérant une popularité honorable et une influence bienfaisante qui, par la suite, seraient infailliblement la source d'une grande augmentation de ressources pécuniaires dans l'intérêt des malheureux.

L'on sait que la partie du service de la société philantropique qui a pour but l'alimentation des pauvres de Paris, est mal organisée et grevée de frais généraux énormes qui diminuent beaucoup trop la part des indigents : on sait encore que les distributions faites par les bureaux de bienfaisance, quoique mieux établies, sont aussi grevées de trop de dépenses administratives ou d'exécution, et l'on sait en outre que l'administration des hospices civils de Paris couvre ses frais généraux par son service ordinaire; qu'elle n'a dans son sein que des fonctionnaires honorables, capables et dévoués; qu'elle possède de grands locaux dans les divers quartiers de Paris; qu'elle a d'immenses approvisionnements en tout genre, faits au rabais et bien surveillés; qu'elle jouit de la confiance publique et qu'elle est déjà estimée et bien connue de la classe pauvre. Dans un tel état de choses, n'est-il pas à désirer, ne serait-il pas fort heureux de voir cette administration porter sur le pauvre, à l'état de santé, la même sollicitude dont elle l'entoure dès qu'il tombe malade? Je ne vois pas ce qui pourrait s'opposer à une aussi grande amélioration, et je m'engagerais, au besoin, à appuyer mon opinion si fortement, si solidement, si péremptoirement, que je doute qu'aucune bonne objection pût être faite contre l'exécution de ce projet. J'ajouterai que l'administration des hôpitaux pourrait d'ailleurs ici agir d'accord avec la société philantropique et les bureaux de bienfaisance, si elle ne croyait pas devoir se placer immédiatement à la hauteur que j'indique et où, à sa place, je n'hésiterais certainement pas de prendre rang (1).

Voici ce qu'il y aurait à faire dans l'hypothèse où nous place ce troisième projet :

On ferait du bouillon, à la viande de boucherie et au moyen de bons appareils, pour tout le service de chaque hôpital.

On ne donnerait aux convalescents et même aux gens de service, que de la soupe au bouillon

(1) L'administration des hospices civils de Paris fait déjà distribuer des aliments aux pauvres dans quelques-uns de ses établissements : je pourrais encore citer ici l'exemple de l'influence que les distributions d'aliments aux pauvres avaient procurée aux anciennes corporations religieuses ; la considération dont est entouré *l'homme au petit manteau bleu ;* etc.

de viande, du rôti, des ragoûts, du poisson, etc.

On extrairait la gélatine et la graisse des os de la viande de boucherie consommée, le jour même, dans chaque hôpital, et l'on préparerait, avec cette gélatine et cette graisse, des soupes et des légumes ainsi animalisés qui, avec le bouilli que l'on aurait de trop, pourraient être distribués au *prix coûtant*, aux petits ménages et aux pauvres du quartier ; soit, directement, par les soins de l'économe et dans un local dépendant de l'hôpital, soit sur la présentation de *bons* vendus d'avance à la société philantropique, aux bureaux de bienfaisance et aux personnes charitables, soit, enfin en vendant, au *prix coûtant*, ou avec un très-léger bénéfice, tout le bouilli que l'on aurait de trop dans chaque hôpital et tous les aliments à la gélatine que l'on pourrait y préparer, à la société philantropique, aux bureaux de bienfaisance, ou à toute autre administration ou entreprise particulière (1) qui se chargerait de distribuer ou de vendre à bas prix tous ces aliments aux petits ménages et à la classe pauvre de chaque quartier.

Voilà bien certainement ce que les indigents, les gens charitables et l'administration de la ville.

(1) Le succès très-remarquable qu'a obtenu la Compagnie française, établie à la place de la Bourse, qui ne vendait que des aliments préparés à la gélatine et qui n'avait plus rien à vendre longtemps avant la fin de chaque journée, prouve, sans réplique, que l'on trouverait facilement un entrepreneur honorable pour le service dont il s'agit.

de Paris pourraient désirer de mieux, quant à la distribution des secours alimentaires aux petits ménages et aux pauvres de la capitale. Je terminerai en rappelant que les seuls os recueillis dans les cuisines des hospices civils de Paris suffiraient et au-delà pour préparer chaque jour *neuf mille* rations de soupes ou de légumes animalisés; que tout a été publié et expérimenté depuis longtemps à ce sujet et qu'il ne reste qu'à vouloir pour obtenir sans dépenses extraordinaires, de la part de l'administration des hospices civils, une aussi grande amélioration pécuniaire et hygiénique dans le régime alimentaire des petits ménages, des pauvres honteux et des indigents de Paris.

Observation.

Il m'a paru utile, pour appuyer le plus possible les assertions qui précèdent, de faire réimprimer, ici, les deux notes suivantes que j'ai publiées, en 1840, à la suite du compte rendu de l'emploi alimentaire de la gélatine à l'hôpital Saint-Louis, pendant onze années consécutives : la question que je traite étant des plus importantes et intéressant non-seulement tous les hôpitaux, mais encore les grandes réunions d'hommes partout où il en existe, je dois être excusé de faire sans cesse usage de tous mes moyens de conviction tant que mon but n'aura pas été généralement atteint.

*Note sur l'emploi des os de la viande de bou-
cherie consommée dans les hôpitaux et hospices
civils de Paris; par* M. D'ARCET.

L'annonce qui vient d'être publiée de l'adjudication des os de la viande de boucherie consommée dans les hôpitaux et hospices de Paris, porte
que l'administration des hôpitaux aura à vendre
130,660 kilogrammes de ces os dans le cours de
l'année 1841. Voyons quelle est la somme que
cette administration obtiendra de ces os, et exa-
minons la question de savoir s'il ne lui serait pas
facile d'en tirer un parti bien plus avantageux.

Dans l'état précaire où se trouvent les fabriques de sucre de betterave, il est à présumer que
le noir animal baissera de prix, et que les os se
vendront moins cher que les années passées;
néanmoins, j'admettrai qu'on parviendra à les
vendre à raison de 12 fr. les 100 kil.; à ce prix,
les 130,660 kil. d'os qu'il y aura à vendre en 1841
rapporteraient donc 15,679 fr.

Laissons un moment de côté la question de
l'emploi de ces os pour améliorer le régime alimentaire des hôpitaux, puisque l'administration,
malgré une expérience personnelle de plus de
onze années à l'hôpital Saint-Louis (1), ne croit

(1) Ceci a été imprimé en 1840 ; il y a aujourd'hui plus de 14
années que la gélatine est employée à l'hôpital Saint-Louis.

pas devoir prendre encore ce parti; mais voyons ce que l'on en obtiendrait si, au lieu de les vendre pour les convertir en noir animal, l'administration des hôpitaux les employait elle-même dans ses établissements, pour améliorer le sort des pauvres et des petits ménages de Paris.

100 kil. d'os pareils à ceux que l'administration des hôpitaux met en adjudication, traités comme on le fait à l'hôpital Saint-Louis depuis plus de onze ans, fourniraient :

25 kil. 981 de gélatine calculée à l'état sec;

6 kil. 664 de graisse;

79 kil. 139 de résidu osseux ou humide.

Mais les 25 kil. 981 gr. de gélatine sèche suffisent pour animaliser convenablement 2,598 rations de soupe ou de légumes; les 130,660 kil. d'os que l'administration des hôpitaux fera vendre en 1841 pourraient donc fournir :

8,707 kil. de graisse;

103,403 kil. de résidu osseux humide;

33,946 kil. 775 de gélatine sèche, suffisant pour animaliser 3,394,677 rations de soupe ou de légumes (1).

Si l'administration des hôpitaux faisait ainsi traiter dans ses établissements les os de sa viande de boucherie, et qu'elle fît vendre les soupes et les légumes animalisés, seulement à un

---

(1) Tous ces nombres sont fournis par les tableaux résultant du service continu et régulier de l'appareil de l'hôpital Saint-Louis, pendant dix années de suite.

centime par ration au-dessus du prix de revient, elle aurait à toucher, en 1841, d'abord les 15,679 fr., valeur des os portée en compte dans l'établissement du prix de revient des rations de soupe ou de légumes, et ensuite la somme de 33,946 fr., ce qui ferait 49,625 fr., au lieu des 15,679 fr. que lui rapporteraient les os de sa viande de boucherie vendue aux fabricants de noir animal; mais, ce serait là le moindre des avantages qu'elle obtiendrait en prenant ce parti; car tout en gagnant 33,946 fr. par an, elle rendrait aux pauvres et aux petits ménages de Paris l'immense service de leur procurer par an, et à très-bas prix, 3,394,677 rations de soupe ou de légumes animalisés. Il me reste à prouver que l'administration des hôpitaux n'aurait aucune peine à placer, et à placer avec un bénéfice de 1 centime par ration, les soupes et les légumes animalisés dont elle pourrait disposer.

L'on sait que la société philantropique place ses soupes non animalisées à raison de 12 et 13 centimes la ration; l'on sait encore que la ration animalisée au moyen de la gélatine ne reviendrait, tous frais payés, qu'à 8 ou 9 centimes (1), et

---

(1) Ce fait est mis hors de doute par les nombreux rapports publiés relativement aux deux appareils de Lille et aux appareils de Reims, de Metz, de Lyon, d'Utrecht, etc. ; on concevra d'ailleurs sans peine que l'administration des hôpitaux puisse faire préparer de bons aliments au plus bas prix possible, puisque ses frais généraux sont déjà couverts par un autre service, et qu'elle

l'on est aussi bien convaincu que des soupes animalisées préparées dans les hôpitaux où tout ins-
pire la plus grande confiance et procure les plus
bas prix ainsi que le plus de perfection dans les
produits, seraient préférées, même à prix égal, par
les bureaux de bienfaisance, par les personnes charitables et par les consommateurs, aux soupes
non animalisées qui forment aujourd'hui le prin-
cipal aliment des pauvres et des petits ménages
de Paris : ce ne serait, en définitive, que 9,300
rations de soupe ou de légumes animalisés à placer par jour, et, malheureusement, Paris et sa
banlieue renferment, en outre de tous les indigents
non connus, quatorze ou quinze fois plus de pauvres inscrits qu'il n'en faudrait pour consommer
ces aliments (1). J'ai dit que l'administration des
hôpitaux, en entrant dans la voie que je signale,
et en fixant seulement le prix de la ration à 1 centime au-dessus du prix de revient, retirerait
d'abord des os de sa viande de boucherie autant
d'argent que pourait lui procurer la vente de ces
os; qu'elle gagnerait, en outre, environ 34,000 f
par an ; et qu'elle rendrait surtout l'immense ser-

a à sa disposition des locaux convenables, de grands approvisionnements faits au rabais, un personnel bien organisé et des
hommes de talent à la tête des principales branches de ses attri-
butions.

(1) Le 12ᵉ arrondissement de Paris compte actuellement
16,732 pauvres *inscrits* sur 83,000 habitants, et le nombre des
pauvres *inscrits* y a augmenté de 2,369 individus depuis le 1ᵉʳ
janvier 1839 !

vice de procurer à bas prix et abondamment de bons aliments aux pauvres de Paris : j'ajouterai que si l'administration des hôpitaux, après être promptement rentrée dans la dépense d'établissement des appareils, ne voulait pas profiter de ce bénéfice de 34,000 f. par an, elle pourrait augmenter les chances favorables de l'entreprise, soit en distribuant cette somme en gratifications à ceux de ses employés qui seraient chargés de ce service, soit en fixant exactement le prix de vente de la ration de soupe ou de légumes animalisés à son prix de revient, ce qui serait, dans ce dernier cas, une extension notable donnée aux services déjà très-grands qu'elle rend aux pauvres de Paris.

Que l'on ne croie pas que ce sont là des utopies, des projets fantastiques, des rêves d'une imagination exaltée. Tout ce qui a été publié à ce sujet prouve que l'on est ici en très-bonne voie : l'hôpital Saint-Louis, l'un des plus grands hôpitaux de Paris, fait usage de la gélatine depuis plus de 11 ans (1); la gélatine est employée avec plein succès et depuis bien des années pour améliorer la nourriture des pauvres à Lille, à Metz, à Lyon, à Strasbourg, dans presque toutes les grandes villes de la Hollande et dans tant d'autres endroits que je ne saurais les citer tous; ne sait-on pas, d'ailleurs, que la gélatine forme la base du bouillon de viande et d'un grand nombre d'autres aliments; qu'elle est employée en grande

____

(1) Il y a aujourd'hui, 14 ans et 4 mois.

quantité par les fabricants de conserves alimentaires, et enfin qu'elle se vend chez les principaux épiciers pour le service des restaurateurs et des cuisiniers des grandes maisons ? D'un autre côté, n'a-t-il pas été vingt fois prouvé qu'avec un appareil bien monté et en opérant bien il était facile de se procurer *gratuitement* la gélatine des os en dissolution propre à animaliser tous les aliments de nature végétale : je pense que ces considérations suffisent pour démontrer la convenance qu'il y aurait à se servir de la gélatine pour améliorer le régime alimentaire des pauvres, et je termine en faisant des vœux pour que, dans l'intérêt de l'humanité et de la tranquillité publique, les administrations chargées de secourir les malheureux veuillent bien enfin étudier cette question, et mettre à profit les grandes ressources qu'elle présente.

Second exemple du bien que l'on pourrait faire gratuitement ou sans dépenser d'argent, là où l'on a déjà de grandes réunions d'hommes à nourrir, par M. D'ARCET.

Je crois avoir prouvé, sans réplique possible, par un premier article imprimé dans le *Moniteur Industriel* du 26 novembre (1), qu'il serait très facile à l'administration des hôpitaux de procurer, par jour, environ neuf mille rations de soupe ou

(1) C'est celui qui précède.

de légumes animalisés aux pauvres et aux petits ménages de Paris, non-seulement sans rien dépenser, mais au contraire, en ayant à disposer d'une somme assez notable qu'elle pourrait réaliser chaque année : j'ai, depuis, reçu des renseignements qui me mettent à même de citer un second exemple de ce fait à l'appui de mon opinion, et je le publie avec d'autant plus d'empressement, qu'ici l'application serait plus simple en ce qu'elle ne dépendrait que de la volonté d'un seul homme et qu'elle serait plus limitée.

L'administration de l'hôtel royal des Invalides fait vendre, par jour, 132 kilog. d'os provenant de la viande de boucherie consommée dans l'hôtel; ces os sont achetés par les fabricants de noir animal, et par conséquent entièrement perdus pour l'alimentation de l'homme. Si l'administration des Invalides faisait traiter ces os comme on le fait à l'hôpital Saint-Louis depuis plus de onze ans (1), et depuis plusieurs années à Lille, à Metz, à Lyon, en Hollande, etc., elle en obtiendrait chaque jour 34 kilog. 385 de gélatine, calculée à l'état sec, et 8 kilog. 796 de graisse (2).

Mais ces 34 kilog. 385 de gélatine sèche suffiraient pour animaliser convenablement 3,438 rations de soupe ou de légumes. L'administration des Invalides pourrait donc, en employant ainsi

(1) Aujourd'hui c'est depuis près de 15 ans.

(2) Ici, comme dans la première note, j'ai pris pour base du calcul les nombres fournis par dix années de service de l'appareil de l'hôpital Saint-Louis.

les os de sa viande de boucherie, faire préparer, par jour, 3,438 rations de soupe ou de légumes animalisés ; et , en faisant distribuer ces aliments à raison d'un centime seulement au-dessus du prix de revient aux pauvres et aux petits ménages du quartier, elle se trouverait avoir à disposer, chaque jour, et en sus de la valeur des 132 kilog. d'os, d'une somme de 34 fr. 38 c., qui servirait, d'abord, à rembourser les frais d'établissement de l'appareil, et qui ensuite pourrait être soit distribuée en gratifications aux employés chargés de ce nouveau service, soit appliquée à abaisser d'autant le prix des 3,438 rations distribuées par jour.

Quant au prix de revient et à la vente de ces aliments, tout ce qui a été fait jusqu'ici prouve que la ration n'en coûterait au plus que huit ou neuf centimes , et que l'on n'aurait aucune difficulté à placer, par jour, tout ce qu'on en pourrait préparer, en s'adressant aux bureaux de charité, aux hommes bienfaisants , et enfin , directement aux pauvres et aux petits ménages du quartier et de sa banlieue.

Le bénéfice de 34 francs par jour qu'il serait aisé de réaliser, ainsi que d'autres circonstances favorables que je vais indiquer, rendraient l'organisation de cette entreprise bien facile. Voici comme je pense qu'elle pourrait être faite sans rien coûter à l'administration de l'hôtel royal des Invalides.

Cette administration aurait à choisir trois sous-officiers invalides , ayant de la famille, méritant sa bienveillance et consentant à se charger de la direction de l'affaire; elle aurait à leur accorder un local convenable dans les hangars qui sont du côté du boulevart ouest des Invalides et à les autoriser à prendre , *au prix coûtant,* dans les magasins de l'hôtel , le combustible, les os, les légumes, le sel, etc., etc., dont ils auraient besoin pour la composition des 3,438 soupes animalisées qu'ils auraient à préparer chaque jour.

Je ne parlerai pas de faire prêter, par l'administration, à cette commission , composée de trois sous-officiers invalides, la somme nécessaire pour organiser l'appareil et le matériel de ce nouveau service , bien que cette administration n'eût à courir aucun risque en faisant ce prêt à trois personnes choisies par elle et ayant leur avenir assuré dans l'hôtel; car je voudrais qu'elle n'eût pas même cette avance d'argent à faire, et parce que je pense que, pour une entreprise aussi utile et aussi honorable , il ne serait pas difficile aux personnes choisies de se procurer, soit entre elles, si elles le pouvaient , soit en intéressant d'autres habitants de l'hôtel , la somme qui leur serait nécessaire pour organiser l'affaire et réaliser par jour un bénéfice de 34 francs.

L'appareil étant établi, les ustensiles étant au complet et le personnel bien choisi, rien ne serait plus facile que de mettre l'entreprise en activité avec plein succès, car, pouvant être surveillée par le pharmacien de l'hôtel des Invalides , sous le rapport de la bonté des produits , et par les bureaux sous le rapport de la comptabilité , cette entreprise inspirerait promptement la plus grande confiance, serait bien appréciée par les pauvres et les petits ménages du Gros-Caillou et de sa banlieue , et serait d'ailleurs bientôt protégée par l'administration du 10ᵉ arrondissement et par les familles riches et bienfaisantes qui habitent ce quartier : j'ajouterai que la population de l'hôtel étant de 2,771 individus, il doit y avoir beaucoup d'invalides ayant en ville des ménages peu aisés ; que ces pères de famille trouveraient là une bien grande ressource alimentaire pour élever leurs enfants, et que l'on verrait bientôt ainsi les produits de l'établissement ne plus suffire aux consommateurs qui se présenteraient pour les acheter (1).

Je ne répéterai pas ici tout ce que j'ai dit dans la note qui précède , relativement au bas prix auquel, avec une telle organisation , on pourrait

(1) Je puis heureusement citer à l'appui de cette prévision un fait fort remarquable, tout à fait analogue, et qui est de notoriété publique :

En 1829, M. de Puymaurin fils, directeur de la monnaie des médailles, avait fait établir un appareil à gélatine pour l'usage de ses ouvriers. Cet appareil fournissant plus de rations que ses ouvriers n'en pouvaient consommer, ils en portèrent bientôt l'excédant à leurs familles, purent ainsi placer des sommes très-notables à la caisse d'épargne, et cet état de choses n'a cessé qu'à la suppression de la monnaie des médailles et qu'à la dispersion de ces ouvriers.

livrer la ration de soupe ou de légumes animalisés,
car il est évident qu'aucun établissement particu-
lier, ayant pour but l'amélioration du régime alimentaire des pauvres, ne pourrait opérer dans des
circonstances aussi favorables, c'est-à-dire aussi
entouré de la confiance publique, sans avoir de
loyer à payer, presque sans frais généraux à sol-
der, ayant la main-d'œuvre à très-bas prix, et
ayant, sans avances à faire, au plus bas prix possible et de première qualité, toutes les denrées qui
entreraient dans la composition des soupes et des
légumes animalisés. J'ai l'intime conviction qu'en
suivant cette voie, l'on parviendrait facilement à
donner, sans obérer le trésor et sans abuser de la
charité publique, une grande extension aux moyens
de soulager les pauvres, et je croirais manquer à
mon devoir, si, dans un moment où l'on se plaint
partout de l'augmentation du nombre des indigents, je ne continuais pas à faire tous mes efforts
pour faire partager cette conviction par les hommes honorables qui consacrent leur vie à l'amélioration du sort des malheureux (1).

(1) Il y a maintenant, à Paris, 62,359 pauvres *inscrits, avoués,*
sur 909,126 habitants, ce qui donne un indigent *inscrit* par
environ quatorze individus : que l'on juge d'après cela du rapport effrayant auquel on arriverait si le nombre des pauvres
honteux, et non cortnus, était ajouté à celui des indigents *inscrits*
et soustrait du nombre qui représente la population ayant de quoi
vivre !!

Nouveaux renseignements
sur l'emploi alimentaire de la gélatine.

M. le professeur Lallemand, de Montpellier, ayant visité, en passant à Metz, l'appareil à gélatine de l'hospice Saint-Nicolas, m'a écrit à ce sujet une lettre détaillée, et entièrement favorable. Cette lettre constate très-nettement l'heureuse influence de la gélatine sur la santé de toute la population de l'hospice, et le contentement général des administrateurs, des religieuses, etc. L'appareil de l'hospice Saint-Nicolas de Metz y fonctionne sans interruption depuis le 1er juin 1831.

Ayant eu occasion de passer à Lyon à la fin du mois d'octobre dernier, j'ai été visiter, *sans y être attendu*, le dépôt de mendicité établi dans cette ville. J'y ai trouvé l'appareil à gélatine en pleine activité, en fort bon état et bien dirigé. Cet appareil fonctionne pour le service du dépôt de mendicité de Lyon depuis la fin de l'année 1837.

M. Bergsma, professeur à l'université d'Utrecht, qui a très-bien organisé l'appareil à gélatine établi dans cette ville, et qui fait distribuer chaque jour quinze cents rations de soupe animalisée aux pauvres d'Utrecht, m'a écrit, à la date du 14 janvier dernier, une longue lettre tout à fait favorable, et de laquelle j'extrais les passages suivants :

« Depuis le premier de ce mois, nous distri-

« buons journellement la soupe aux pauvres, qui
« sont très-contents; tout marche régulièrement
« et sans beaucoup de peine.

« Le ministre de l'intérieur est venu voir mon
« établissement, et, en présence du gouverneur de
« cette province et du bourgmestre de cette ville,
« qui tous deux ont témoigné que la soupe ne
« laissait rien à désirer, et que c'était un vrai bien-
« fait pour les pauvres de les pouvoir nourrir à si
« peu de frais, le ministre a témoigné le désir de
« voir de tels appareils dans les colonies de bien-
« faisance : j'espère qu'il n'oubliera pas d'en parler
« avec les commissaires. »

L'appareil à gélatine si bien organisé et dirigé
par M. le professeur Bergsma, a été mis en activité en 1841, et a très-bien fonctionné, depuis,
chaque année. Avant l'emploi de cet appareil, la
gélatine extraite des os au moyen de la machine
de Papin était employée à Utrecht depuis quel-
ques années, et à Haarlem depuis trente-un ans,
pour animaliser les soupes distribuées aux pauvres de ces villes.

(Voyez, ci-après, la liste des différentes brochures publiées
par M. d'Arcet relativement à l'emploi alimentaire de la gélatine
des os.)

TABLE

DES MÉMOIRES ET DOCUMENTS DIVERS

RELATIFS A L'EMPLOI ALIMENTAIRE DE LA GÉLATINE DES OS,

PUBLIÉS PAR M. D'ARCET.

(Tous ces documents forment un volume qu'on trouve au bureau de la Société
polytechnique, chez M. de Moléon, rue de la Paix, 20.)

7ᵉ note, rédigée sur la demande de MM. les administrateurs de la Maison de refuge.

Notice sur la fabrication des biscuits animalisés.

Instruction sur les précautions à prendre pour bien conduire l'appareil.

Rapport de M. Desportes (20 janvier 1830).

1ᵉʳ Rapport de M. Jourdan (20 janv. 1830).

2ᵉ Rapport de M. Jourdan (13 octobre 1830).

Note relative à l'extraction de la gélatine des os à l'hôpital Saint-Louis.

Résumé concernant l'emploi alimentaire de la gélatine des os.

Extrait de deux lettres de M. Commesny.

Résumé de ce qui a été fait depuis deux ans, etc. (Lu le 28 avril 1811 à la Société des établissements charitables.)

Note en réponse au mémoire de M. Donné (17 septembre 1831).

Note relative aux bouillons que l'on fait, etc.

De la composition des soupes économiques.

Note sur l'emploi de la gélatine des os pour la nourriture des pauvres de la ville de Reims.

Résultat de l'emploi alimentaire de la gélatine des os continué sans interruption, à l'hôpital Saint-Louis, pendant trois ans et trois mois.

Recettes de potages et de ragoûts à la gélatine.

Comptes rendus du service de l'appareil de l'hôpital Saint-Louis, d'année en année, depuis le 9 octobre 1829 jusqu'au 9 octobre 1840.

Note sur l'emploi continu et régulier de la gélatine, pendant onze années, dans le régime alimentaire de l'hôpital Saint-Louis.

Amélioration du régime alimentaire des hôpitaux, des pauvres et des réunions d'hommes vivant en commun, etc.

(On a réuni, chaque année, à ces comptes-rendus, ce que l'on avait à dire relativement aux appareils établis à Lille, Metz, Lyon, etc.)

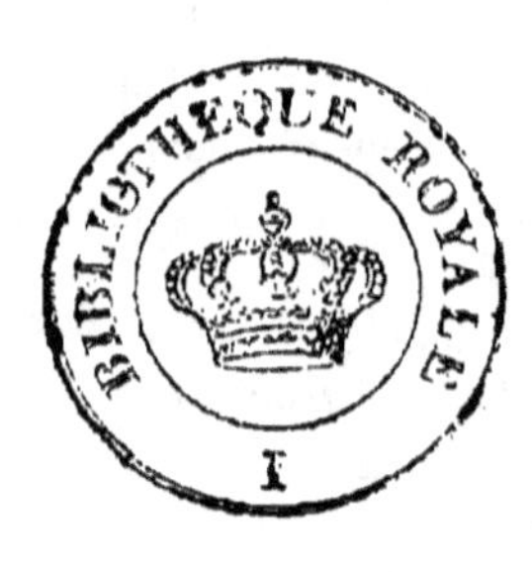